Der Weg, der mitgeteilt werden kann,
Ist nicht der wahre Weg.
Der Name, der genannt werden kann,
Ist nicht der wahre Name.

Laozi, 1. Vers des Daodejing

Schriftenreihe des Daoyin Zentrums

Impressum
Die Deutsche Bibliothek - CIP Einheitsaufnahme

Leiter und ViSdP: Ulrich Rosen

Band 22:	Yiqi Yangfei Gong III - Die dritte Übungsfolge im Sitzen aus dem Methodenzyklus des Daoyin Yangsheng Gong, um das Qi zu nähren und die Lungen zu stärken
Autoren:	Prof. Zhang Guangde, Ulrich Rosen, Anette Dörner, Lina Sun
ISBN:	3-938200-22-7

Begleitendes Material zu dieser Schriftenreihe erhalten Sie im Download-Bereich der Website des Daoyin Zentrums unter www.daoyin-zentrum.de.

Design und Layout: ArT-TACK, Christian Cardinahl, www.art-tack.org

Satz und DTP: Ulrich Rosen, Ivo Raband, Mondiale Publishing

Druck und Vertrieb: Mondiale Publishing, Friedrichstraße 3, 33330 Gütersloh
Tel: 0 52 41 - 21 22 177, www.mondiale-publishing.de

Gesundheitshinweis: Dieses Skript dient ausschließlich der Begleitung und Erweiterung eines Seminars, das von einem entsprechend ausgebildeten und lizenzierten Lehrer gehalten wird. Eine professionelle Anleitung und Kontrolle der Übungen ist unerlässlich. Jeder Übende ist für sich selbst verantwortlich. Bitte konsultieren Sie im Zweifelsfall vor der Durchführung der Übungen Ihren Hausarzt.

Familie: Werden Sie Mitglied der Daoyin Yangsheng Gong Vereinigung Deutschland und der internationalen Daoyin-Familie um Prof. Zhang Guangde. Informationen und Mitgliedsanträge finden Sie auf der Website der Vereinigung unter www.dyysg.de.

Danksagung von Ulrich Rosen: Ich danke allen, die an diesem Skript mitgewirkt haben, sein Erscheinen unterstützt haben oder mich auf dem Weg des Verfassers begleitet haben:
- Meine Lehrer und Begleiter in China: Zhang Guangde, Hu Xiaofei, Zhang Jian, Yang Bailong, Zhou Jin
- Meine Ausbilder-Kollegen in Deutschland: Uwe Eichhorn, Martin Pendzialek, Lüer Mehrtens
- Besonderer Dank gebührt Michel Bouteville, Sigrid Hirche und allen meinen Schülern

Grußwort von Prof. Zhang Guangde

Liebe Übenden im Daoyin Zentrum!

Jeder von uns möchte gesund bleiben und lange leben. Seit tausenden von Jahren suchen Ärzte und Qigong-Meister schon nach dem Weg der Langlebigkeit – und sie haben durch ihre Erfahrungsschätze unser aller Leben unendlich bereichert.

Dank großer Veränderungen in Gesellschaft, Wirtschaft, Kultur und Medizin leben die Menschen heute länger, als jemals zuvor. Die Herausforderung des Alterns lässt heute die Gesundheit zur wichtigsten Notwendigkeit werden.

Doch Gesundheit ist mehr, als nur die Abwesenheit von Krankheit: Sie umfasst, wie es die WHO auch schon definiert, ein gutes körperliches, geistiges und soziales Wohlbefinden und bedarf der erfolgreichen Anpassung an die jeweiligen Lebensumstände.

Unserer Forschung zufolge bezeichnen sich jeweils knapp ein Sechstel der Menschen in Ost und West als gesund bzw. als krank und gut zwei Drittel der Menschen als halb gesund bzw. halb krank. Wie kann es uns nun gelingen, die Menschen aus dieser mittleren Übergangsphase in Richtung Gesundheit und Wohlbefinden zu bewegen?

Das umfassende System des Daoyin Yangsheng Gong gibt seit über 40 Jahren eine Antwort: Durch Körperbewegungen, Selbst-Massagen, Atemtechniken und Aufmerksamkeits-übungen gelangt der Qi-Fluss wieder in ein harmonisches Gleichgewicht - eine ganzheitliche Verbesserung des Lebenssystems Mensch stellt sich ein.

Allen Schülerinnen und Schülern des Daoyin Zentrums wünsche ich allzeit gute Gesundheit und frohes Praktizieren!

Zhang Guangde

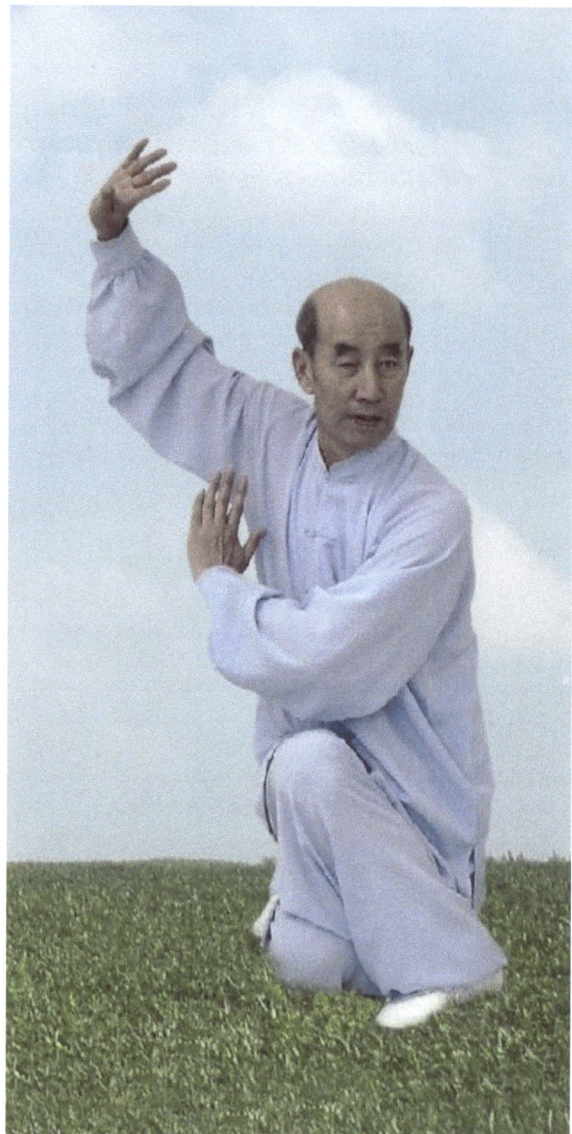

Einführung

Die sitzende Variation der Lungenform hat die gleiche Funktion wie die stehende Form.

Die Form ist gut bei Erkältungen, Bronchitis und anderen Lungenkrankheiten. Außerdem eignet sie sich sehr gut zur Vorbeugung. Wenn man nicht viel Zeit zum Üben hat, sollte man wenigstens die Lungenform machen.

Die sitzende Form eignet sich besonders für Leute, die nicht lange stehen können oder schwer krank sind, da sie nicht so sportlich und relativ einfach zum Erlernen ist. Es gibt keinerlei negative Nebenwirkungen. Prof. Zhang hat mit ihr über viele Jahre hinweg sehr gute Erfahrungen gemacht.

Anfänger beschränken sich darauf, zuerst die Bewegungen zu lernen. Erst wenn die Bewegung sicher ist, wird der Atem eingesetzt.

Übezeiten:

sehr gut zwischen 3 und 5 Uhr
oder zwischen 5 und 7 Uhr
oder zwischen 9 und 11 Uhr

Hilfreich ist es, vor dem Üben die Akupunkturpunkte, die im Folgenden angesprochen werden, ca. 1 Minute zu massieren.

Wichtig ist es, sich warm anzuziehen und nach dem Üben, Kälte zu meiden.

Zusätzlich ist darauf zu achten, nicht zu rauchen, nicht scharf, nicht fettig und nicht so stark gewürzt zu essen.

Es gilt darauf zu achten, dass man sich glücklich fühlt, den Alltag mit Gelassenheit lebt und sich nicht traurigen Stimmungen hingibt, denn sonst nimmt die Lunge schaden. Schlechte Laune schwächt das Immunsystem

Hinweise zu den Übungen:

Die Form besteht aus 8 Bewegungsbildern. Bei jedem Bild gibt es spezielle Punkte, die es zu beachten gilt.

Übung 1:

Yingxiang (Di 20) neben den Nasenflügeln

Wenn man sich darauf konzentriert, wird die Leitbahn frei.

Der Dickdarm ist der Partnermeridian der Lunge.

Übung 2:

Milzleitbahn

Lunge bedeutet Metall / Gold / Herbst

Milz bedeutet Erde / Spätsommer

Von der Erde bekommen wir Gold, also ist sie die Mutter, die gestärkt werden muss. Wenn sich die Milz verbessert, verbessert sich auch die Lunge. Ist die Mutter stark, ist auch das Kind stark.

Wichtigster Akupunkturpunkt in dieser Übung: Sanyinjiao, (Mi 6), „Die Verbindung der drei Yin" (Niere, Leber, Milz; hat wegen der übergeordneten Wirkung auf das Genitalsystem den Spitznamen „Frauencafe und Männerstammtisch")

Übung 3:

Dazhui auf Dumai

Durch die Kopfdrehung nach hinten, wird die Massagewirkung auf diesen Punkt stärker.

Übung 4:

Laogong

Den Mittelfinger in die Handfläche beugen, dann ist man auf Laogong. Er gehört zur Herzleitbahn. Um die Lungenfunktion zu stärken, muss das Herz funktionieren. Beide liegen im Brustbereich und damit in der Nähe voneinander. Laogong wird gedrückt, um das Feuer zu reduzieren. Feuer ist der Gegenspieler zu Metall, d.h. zu viel Feuer schadet der Lunge. Es ist sehr wichtig darauf zu achten, das Feuer nicht zu viel werden zu lassen. Wenn es Entzündungen im Körper gibt, ist das ein Hinweis auf zu viel Feuer, z. B. zu viel Chili führt zu Durchfall, Mundentzündungen, Mundgeruch. Kamillentee ist gut zum Reduzieren von Entzündungen

Übung 5:

Shangyang

Startpunkt der Dickdarmleitbahn, Zeigefinger am Daumennagelfalz. Wenn gepresst wird, werden die Dickdarm und Lungen Leitbahnen frei.

Übung 6:

Mingmen auf Dumai

Mingmen gehört zu den Nieren und Niere bedeutet Wasser. Gold (Lunge) bzw. Metall ist die Mutter von Wasser. Damit die Lunge (Mutter) verbessert wird, muss das Kind (Niere) sehr gut funktionieren.

Übung 7 und 8:

Konzentration auf Dantian

Dies verbessert die Stimmung.

Bauchatmung:

Die Brust beinhaltet Lunge und Herz, der Bauch alle anderen Organe. Besonders die Trennlinie, das Zwerchfell soll bewegt werden. Beim Einatmen wird die Brust länger und dicker. Je tiefer eingeatmet wird, desto mehr bewegt sich das Zwerchfell. Möglichst leicht atmen und ausatmen auf „ssssss".

Leitbahn:

Verlauf Lunge und Dickdarm

Die Bewegungen wurden entsprechend dem Verlauf der Leitbahnen entwickelt. Drehbewegungen sollen immer so weit wie möglich ausgeführt werden, um die LB frei zu machen.

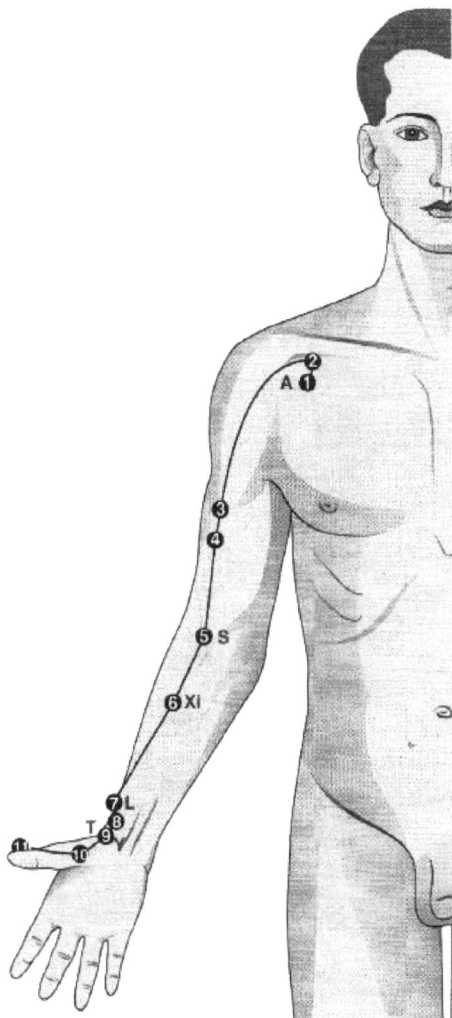

Lungen-Leitbahn   Dickdarm-Leitbahn

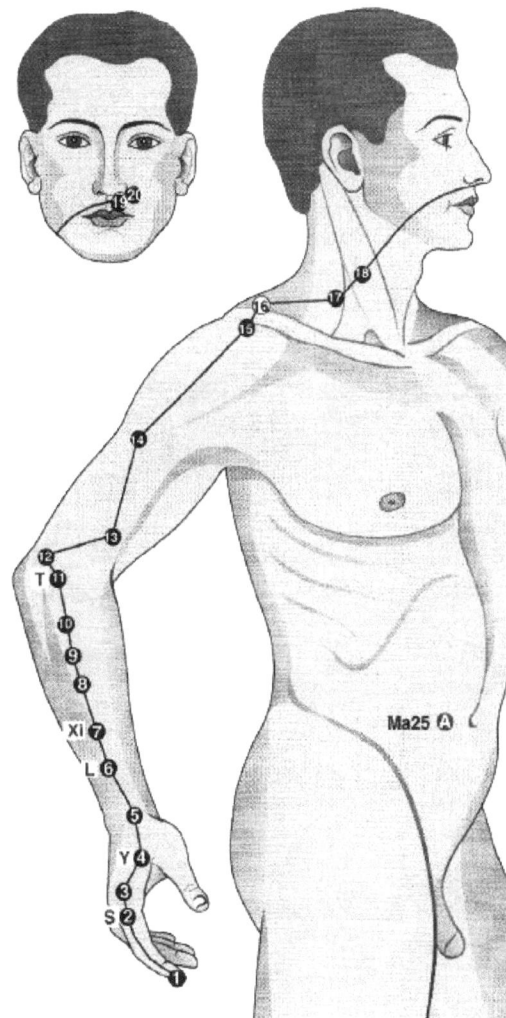

ShangShang-Faust:

Die ShangShang-Fäuste werden zunächst locker gebildet, indem das Daumenendgelenk auf das mittlere Zeigefingergelenk derselben Hand gelegt wird, so dass Daumen und Zeigefinger einen Kreis mit einem Loch darin formen. Die anderen drei Finger der Hand werden sanft zur Handfläche hin eingebeugt.

Um die beiden Punkte Shaoshang (Lu 11) und Shangyang (Di 1) zu stimulieren, wird nun der Daumen aus dem Daumensattelgelenk heraus so in Richtung der Zeigefingerkuppe gerollt, dass sich die Daumennagelinnenseite (medialer Nagelfalz) der Zeigefingernagelinnenseite annähert.

Dies kommt in den Übungen sehr häufig vor. Ganz besonders in der „Fangheuschreckenübung", aber auch in den anderen geht es darum, immer ganz leicht zu pressen und die beiden Punkte einander anzunähern.

Auf diese Weise soll die Durchlässigkeit der beiden gekoppelten Leitbahnen von Lunge und Dickdarm erhöht werden, da diese beiden Punkte der Endpunkt der Lunge-Leitbahn (Shaoshang) und der Anfangspunkt der Dickdarm-Leitbahn (Shangyang) sind.

Sollte die Verbindung der beiden ShangShang-Punkte zu anspruchsvoll sein oder von der eigentlichen Bewegungsausführung ablenken, können auch einfach nur Kranichköpfe („Hakenhände") mit den Händen gebildet werden.

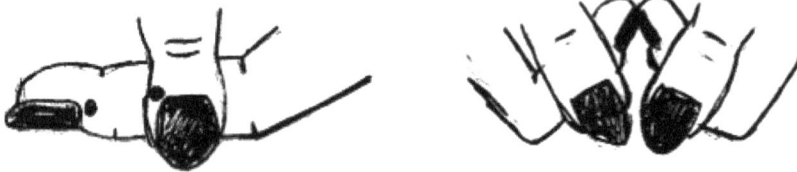

Lungenpunkt:

In der Handgelenksfalte befindet sich der Punkt Taiyuan (Lu 9). Er gilt als Hauptpunkt für alle Erkrankungen des Funktionskreises Lunge, z. B. Husten, Atembeschwerden etc. Durch die Handgelenksbewegungen in dieser Form, wird er immer aktiviert und gepresst und dadurch wird die Leitbahn frei gemacht.

Vorbereitung:

- auf dem Hocker sitzen
- Rücken gerade
- Becken aufgerichtet
- Füße hüftbreit
- Fußspitzen zeigen nach vorne und sind parallel
- Ober- und Unterschenkel stehen im 90° Winkel zueinander
- Hände liegen mit Laogong auf Futu (Ma 32) „Der sich an den Boden drückenden Hasen" auf dem Oberschenkel
- Augen schauen nach vorne, geradeaus
- Hals lang, Kiefer ein bisschen nach hinten ziehen
- Elsterbrücke bilden
- Zähne leicht geöffnet
- Augen leicht zu

Mit innerer Stimme das Gedicht nachsprechen, dabei Hände auf Guanyuan (KG 4), Laogong Punkte (PE 8) übereinander, linke Hand ist unten.

> In der Tiefe der Nacht ist alles still und ohne Sorge.
> Bewahre die Aufmerksamkeit im Dantian und verschließe die sieben Öffnungen.
> Bilde die Elsterbrücke und atme sanft und gleichmäßig ein und aus.
> Fühle Dich leicht wie eine Schwalbe, die in den Himmel steigt.

Hände lösen

Hände auf den Oberschenkel ablegen, auf Futu (MA 32)

Die Bewegungsbilder

1. Die Nasenspitze bewegen

Die Nase ist die Tür für das Atemsystem. Die Punkte neben den Nasenflügeln Yingxiang (Di 20), „Empfangen der Wohlgerüche" sowie die Punkte zwischen Lippe und Nase, Shuigou (Dumai 26) und Duiduan (Dumai 27) sind wichtig zur Behandlung von Krankheiten, bei denen es einem warm ist, aber man nicht schwitzt.

Tigermaul auf Mianwang (Dumai 25) macht die Nase frei und hilft gegen Kopf- Hals- und Zahnschmerzen. Außerdem wird das Immunsystem insgesamt gestärkt!

Ausführung:

Linke Hand: Lockere ShangShang-Faust bilden, zusätzlich Mittelfinger auf Tiantu (Renmai 22)

Rechte Hand: Lockere ShangShang-Faust bilden, dann das „Loch", das sich durch Daumen und Mittelfinger bildet, auf/um die Nasenspitze (Mianwang) legen und kreisen

3 mal gegen den Uhrzeigersinn von unten nach oben

3 mal im Uhrzeigersinn

Dann die Hände wechseln

Die Augen schauen gerade aus

Abschluss:

Die Hände zurück auf die Oberschenkel legen.

Tipp:

- AAT / EAT immer durch den Mund

- leicht, leise EAT; stark durch den Mund AAT

- Kopf nicht neigen, Oberköper bleibt aufrecht

- wenn die Bewegung nach oben geht EAT, wenn sie nach unten gehen AAT

- die Bewegung folgt immer dem Atem

- Bewegung am Anfang leicht, dann stärker werden

2 Die Libelle ruht auf einem Ast

In dieser Übung erinnert das nach vorne Beugen an das Bild der Libelle. Die Lunge entspricht dem Element Metall, die Milz der Erde. Metall kommt aus der Erde. Deshalb ist es gut, die Milz zu stärken, um eine Verbesserung der Lungenfunktion zu erreichen. Wichtig ist der Akupunkturpunkt Sanyinjiao (Mi 6). Er wirkt bei Bauchschmerzen, Durchfall und verbessert die Funktion von Milz und Magen.

Ausgangsposition:

Hände auf dem Oberschenkel Futu (Ma 32)

Ausführung:

1 EAT, BB anspannen, Fußzehen nach oben

Handrücken zusammendrücken und bis auf Brusthöhe hochziehen

eine Faustbreit vom Körper weg, Fingerspitzen zeigen nach unten und Handflächen nach außen

Finger etwas einrollen, nach oben ziehen und mit Zeigefinger und Daumen ein Dreieck bilden, für einen kurzen Moment berühren sich die Fingernägel, Ellbogen sinken entspannt

Arme nach außen führen, die Handflächen leicht schräg, ca. 45° nach vorne

2 AAT, BB entspannen, Fußzehen greifen zum Boden

Körper nach vorne und unten beugen, Rücken entspannt gerade und Kopf angehoben lassen

beide Arme nach unten führen und von hinten an den Unterschenkel greifen, so dass Mittelfinger auf Sanyinjiao presst und Daumen außen ist und nach vorne zeigt (Libellenbild)

3 EAT, BB anspannen, Fußzehen nach oben

Handrücken vor dem Unterschenkel wieder zusammenbringen

Fingerspitzen nach unten

wieder nach oben ziehen bis zur Schulterhöhe

Blick geht nach vorne

4 ist wie 2

1 und 2 sind quasi ein Durchgang, diesen insgesamt 3 oder 9 mal wiederholen

Abschluss:

Nach dem letzten „press" mit den Handflächen an der Beinvorderseite nach oben streichen, Oberkörper dabei aufrichten und die Hände auf den Oberschenkel legen

Tipp:

- konzentrieren

- Aufmerksamkeit auf die Fußpunkte

- tiefe Bauchatmung

- EAT ganzer Körper öffnen, leicht atmen

- AAT Oberkörper etwas runden, stark ausatmen mit „ssssss"

- wichtig ist es, die Arme nach außen führen und dabei nicht über den Kopf gehen!

- bei „press" auf den Akupunkturpunkt Sanyinjiao den Kopf leicht anheben und nicht hängen lassen!

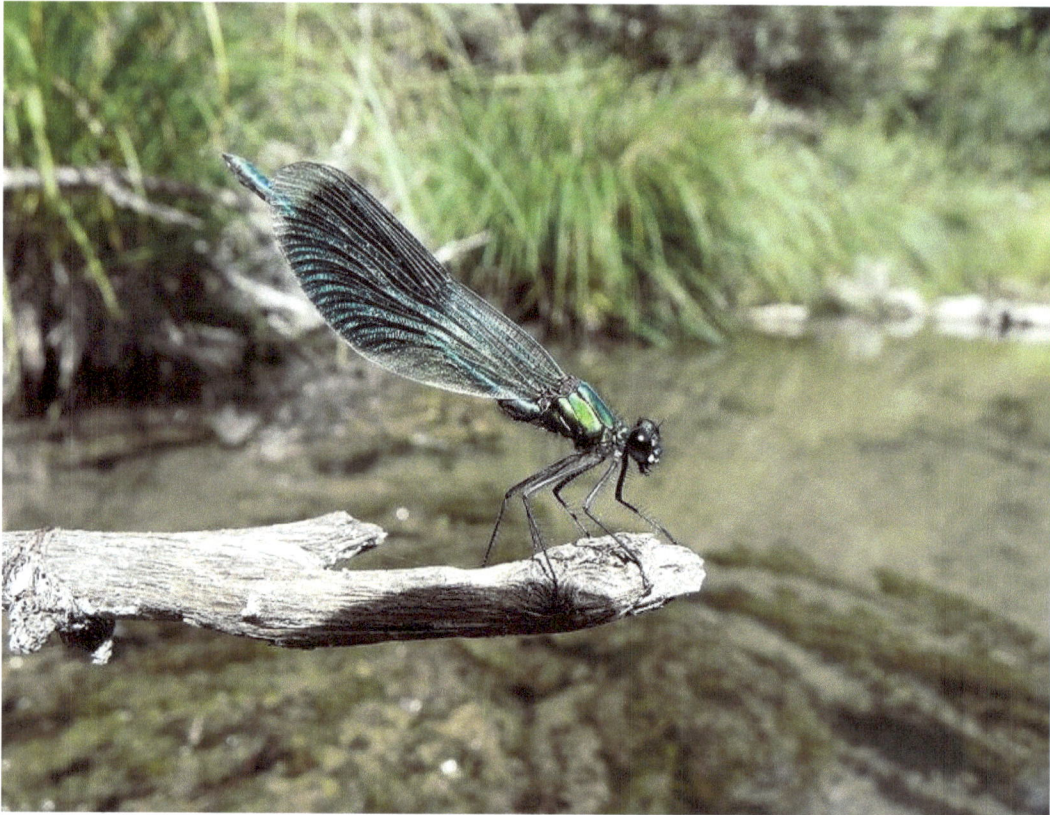

Gebänderte Prachtlibelle (Calopteryx splendens); Quelle: Wikipedia

3. Nach den Sternen schauen

Die 7 Sterne des großen Bären oder Wagen haben in China auch die Form bzw. Bedeutung eines Schöpflöffels. Sie haben große Bedeutung für die Jahreszeiten.

Steht der Polarstern im   Norden ist es Winter
                                     Osten ist es Frühling
                                     Süden ist es Sommer
                                     Westen ist es Herbst

Die Sterne zeigen uns die Richtung. Wir sollten Respekt vor ihnen haben, denn wir bekommen von ihnen viele Informationen, die für unseren Körper und unser Leben wichtig sind. Deshalb schauen wir zu den Sternen.

Ausgangsposition:
Handflächen auf dem Oberschenkel Futu (Ma 32)

Ausführung:

1 EAT, BB anspannen, Fußzehen nach oben

     kleiner Kreis mit den Handflächen auf dem Oberschenkel nach innen

     Arme über die Seite mit Handflächen nach hinten oben auf Schulterhöhe anheben

     entspannen und Handflächen nach vorne drehen

2 AAT, BB entspannen, Fußzehen greifen zum Boden

     re Hand auf Guanyuan (Renmai 4) absenken

     li Hand gleichzeitig nach vorne strecken und bis vor die rechte Schulter führen

     der Blick geht nach links (zu den Sternen)

3 EAT, BB anspannen, Fußzehen nach oben

     oberen Arm zum unteren absenken, Blick geht gleichzeitig nach vorne

     beide Arme mit Handfläche nach hinten und oben über die Seite auf Schulterhöhe führen

     entspannen, Handfläche nach vorne drehen

4 AAT, BB entspannen, Fußzehen greifen zum Boden

     Unterarme beugen und in einem Dreieck, „Dächle", zusammenbringen

     Hände vor dem Körper absenken und Handflächen mit Fingerspitzen zueinander auf den Oberschenkel ablegen, bewusst Futu pressen, dann die Fingerspitzen wieder nach vorne

5 - 8 wiederholen, aber rechter Arm nach vorne

Gesamt 2 - 3 mal wiederholen

Tipp:

- Konzentration auf Dazhui, Kopf und Körper gut mitbewegen, dies hilft bei Fieber und Husten mit Schleim

- wichtig ist eine gute Bauchatmung, leicht einatmen und stärker aus

- beim EAT die Brust öffnen, beim AAT leicht rund machen

- den Kopf so weit wie möglich drehen, aber die Schulter bleibt frontal

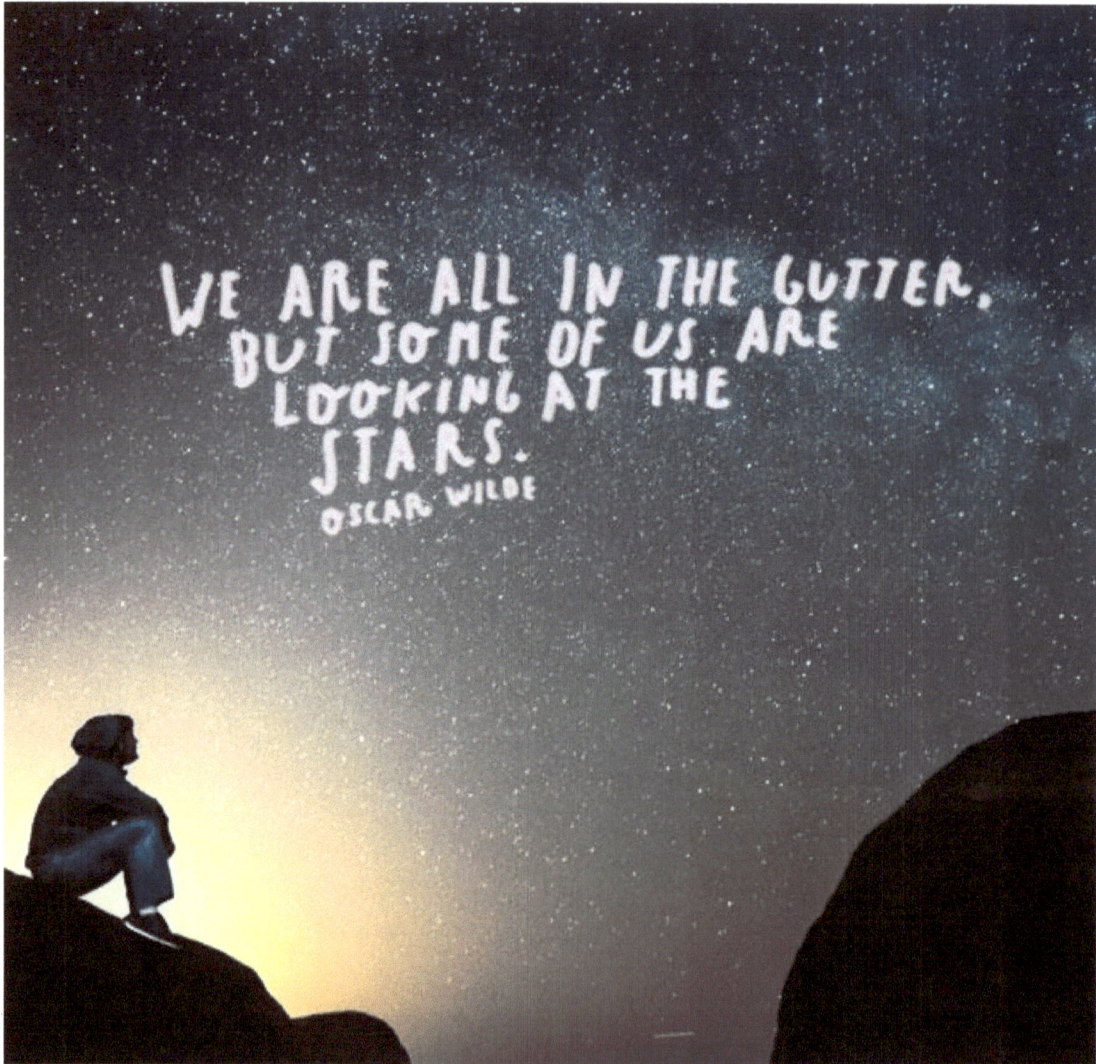

WE ARE ALL IN THE GUTTER,
BUT SOME OF US ARE
LOOKING AT THE
STARS.
OSCAR WILDE

4. Eine Fangheuschrecke dreht die Füße

Heuschrecken haben einen grün bis gelben Körper, der Kopf ist dreieckig und bewegt sich. Die Fühler sind dünn wie ein Faden. Der Körper ist ganz schlank. Die Vorderbeine sind wie eine Sichel und werden zum Bauen und Arbeiten gebraucht.

Akupunkturpunkte: Taiyuan (Lu 9) und Yangxi (Di 5) werden durch die Handgelenksbewegung aktiviert. Dies hilft u.a. bei Schwerhörigkeit, Kopf- und Halsschmerzen

Ausgangsposition
Hände mit Handflächen nach unten liegen auf dem Oberschenkel futu (Ma 32)

Ausführung:

1 EAT, BB anspannen. Fußzehen nach oben

   Arme mit Handflächen oben nach vorne auf Schulterhöhe anheben

   Arme parallel, Abstand schulterbreit

   auf die Handfläche schauen

   Kleinfingerseite beginnt einzurollen

   Unterarme beugen, Oberarme bleiben oben, ShangShang-Fäuste pressen

   Handgelenke beugen, so dass die Fingerspitzen nach unten schauen

   Ellbogen bleiben oben und ziehen nach außen

2 AAT, BB entspannen, Fußzehen greifen zum Boden

   Hände ziehen unter der Achselhöhle durch nach hinten und öffnen sich

   mit dem Handrücken nach unten streichen bis die Arme ganz gestreckt sind, die Handflächen nach hinten pressen

   Sollte dies vom Bewegungsumfang her nicht oder nur eingeschränkt möglich sein, einfach nur: Ellbogen nach hinten ziehen, so dass die Arme einen Kreis bilden und die Fingerspitzen nach vorne zeigen

3 EAT, BB anspannen, Fußzehen nach oben

   Arme und Hände lösen, ShangShang-Fäuste bilden

   Handgelenksgeführt seitlich am Oberschenkel vorbei nach vorne führen

   bis auf Schulterhöhe anheben

   Blick nach vorne

4 AAT, BB entspannen, Fußzehen greifen zum Boden

   entspannen, Hände öffnen

   auf den Oberschenkel (Futu) absenken

5 - 8 ebenso

2 - 3 Wiederholungen

Tipp:

- Konzentration auf Lu 9 und Di 5

- leicht EAT, stärker AAT

- An- und Entspannen soll harmonisch und geschmeidig sein

- entspannen bedeutet nicht schlaff, anspannen nur kurz, ca. 2 - 3 Sekunden

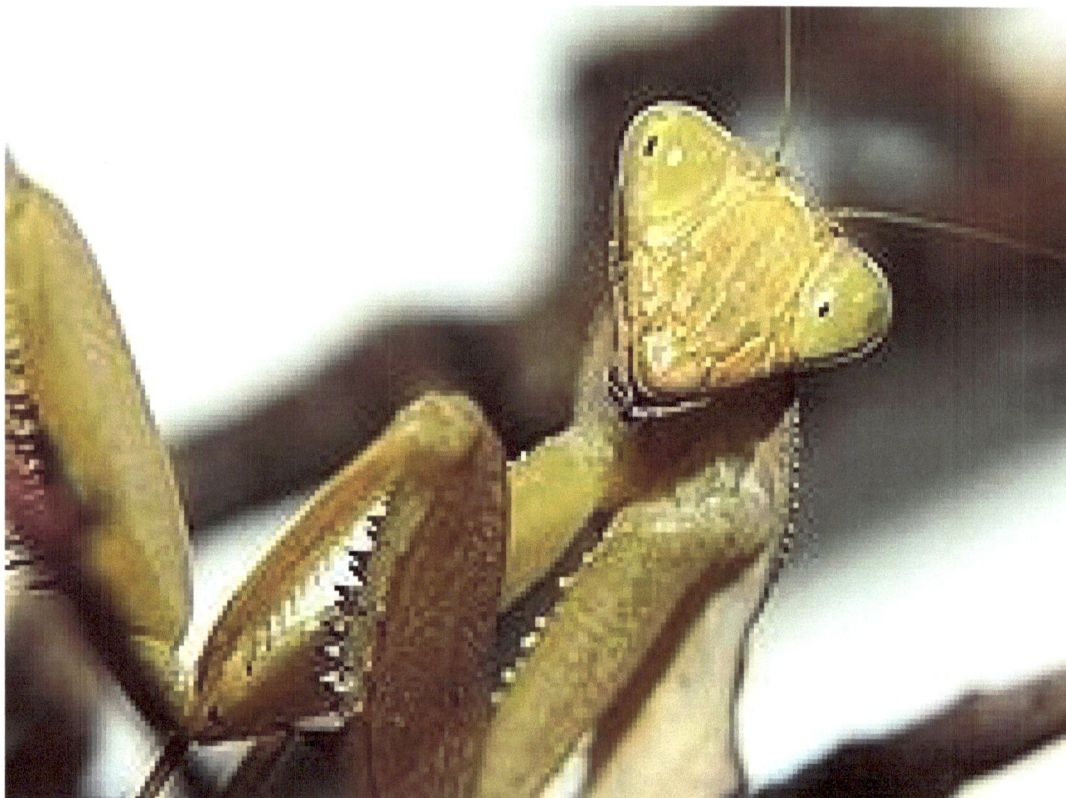

Ghana-Gottesanbeterin (Fangschrecke); Quelle: Wikipedia

5. Wang Zhaojun kämmt sich ihre Haare

Wang Zhaojun war die schönste Frau in ihrer Stadt. Sie wird als Konkubine zum Kaiser geschickt. Ein Maler malt von allen „Anwärterinnen" ein Bild, das dann dem Kaiser zur Auswahl vorgelegt wird. Die Mädchen geben dem Maler viele Schätze, damit er sie hübscher malt, um ihre Chancen zu erhöhen. Wang Zhaojun macht dies aber nicht mit und so malt der Maler ein sehr schlechtes Bild von ihr, infolgedessen sie nicht vom Kaiser erwählt wird.

Ein anderer König möchte durch Heiratspolitik seine Bindung zum Kaiserhaus stärken. Da der Kaiser keine seiner eigenen Töchter schicken möchte, lässt er fragen, wer sich zur Verfügung stellen würde. Wang Zhaojun meldet sich. An dem Tag als sie mit allem Prunk verabschiedet wird, sieht der Kaiser sie zum ersten Mal und ist verzaubert von ihrer Schönheit. Aber es ist zu spät. Sie verlässt das Reich und dient ihm so auf ihre Weise.

Man sagt, sie war eine der 4 schönsten Frauen Chinas.

Ausgangsposition:

Hände mit Handflächen nach unten liegen auf dem Oberschenkel Futu (Ma 32)

Ausführung:

1 EAT, Beckenboden anspannen, Fußzehen nach oben
   Arme mit Handflächen nach hinten oben auf Schulterhöhe anheben
   entspannen, Hände drehen

2 AAT, Beckenboden entspannen, Fußzehen greifen zum Boden
   Oberkörper dreht leicht nach links, li Arm beugen und li Hand an den Hinterkopf
   re Arm entspannt gestreckt, mit Hand deutlich über Stirnhöhe nach li führen und mit Handgelenk über dem li Ohr anlegen und von oben nach unten streichen, dabei zeigen Kopf, Hals und Daumen leicht schräg nach rechts vorne.
   Diese Bewegung erinnert an das Haare kämmen, denn im alten China hatten alle lange Haare.

3 EAT, BB anspannen, Fußzehen nach oben
   re Hand zieht zur re Schulter, dabei die Hand so formen, dass eine kleine Kuhle in der Handmitte entsteht, der Daumen zeigt nach links und die Fingerspitzen quasi nach unten. Der Oberkörper dreht bzw. dehnt sich sanft nach re hinten
   li Hand zieht als 8er Hand auf Schulterhöhe nach vorne, dabei ist der Blick auf den Zeigefinger (Shangyang) gerichtet

4 AAT, BB entspannen, Fußzehen greifen zum Boden

re Hand den Oberkörper massierend nach unten führen, auf dem Oberschenkel ablegen und etwas nach vorne streichen

li Hand ebenfalls nach unten führen und gleichzeitig mit der rechten Hand auf den Oberschenkel ablegen und etwas nach vorne streichen.

Jede Seite 3 mal ausführen

Tipp:

- konzentrieren auf Shangyang, 8er Hand

- wichtig ist, den Körper sanft drehen

- Schultern sind entspannt unten

- Atmung: leicht EAT, stärker AAT

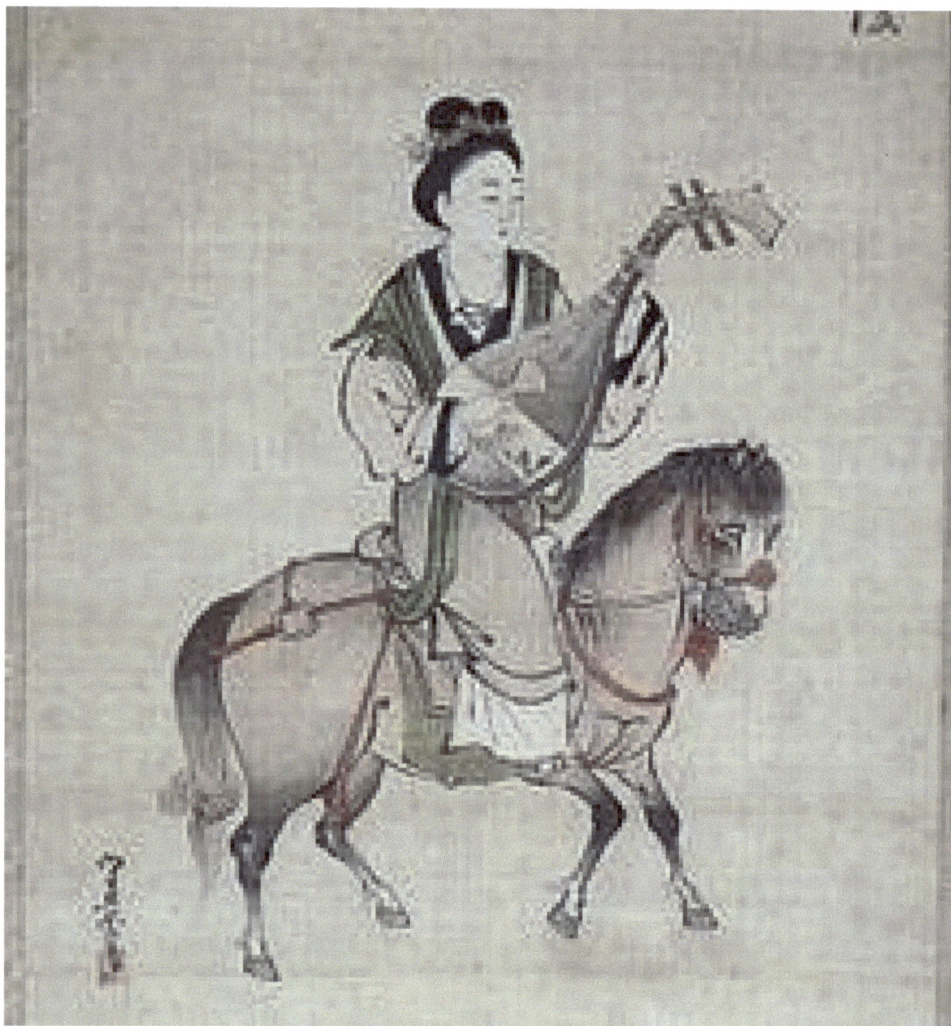

Japanische Darstellung der Wang Zhaojun
im Nationalmuseum Tokyo
Quelle: Wikipedia

6. Zwei Drachen spielen mit dem Ball

Ganz oft sieht man bei chinesischen Festen und Vorführungen Drachen und Bewegungen, die wie 8er Schwünge aussehen.

Das Ziel dieser Übung ist es, die Leitbahnen der Arme durchlässig zu machen. Beide Arme werden nach oben und unten bewegt, wie zwei spielende Drachen.

Ausgangsposition:
Hände mit Handflächen nach unten liegen auf dem Oberschenkel

Ausführung:
1 EAT, Beckenboden anspannen, beide Fußzehen nach oben

   Arme zur Seite, Handfläche nach hinten oben, zur Schulterhöhe anheben

   Arme drehen, Handfläche nach oben

2 AAT, entspannen, li Fußzehe nach oben re Fußzehe greift zum Boden

   Oberkörper dreht nach links

   linker Arm leicht nach vorne, Kleinfingerseite beginnt einzurollen, Ellbogen hoch, dann hinter den Rücken führen, Handfläche nach hinten, Fingerspitzen nach unten, Massage mit dem Handrücken nach unten

   rechte Arm geht gleichzeitig entspannt gestreckt ebenfalls nach links, die Handfläche ist über dem Kopf und zeigt zum Körper, Blick geht zur Hand

3 EAT, BB anspannen, re Fußzehen nach oben, li Fußzehe greift zum Boden

   Oberkörper dreht wieder nach rechts, die rechte Hand wird mit einer kreisförmigen Bewegung zum Körper hin, die Finger beginnen einzurollen, hinter den Rücken geführt, Handflächen nach hinten, Fingerspitzen nach unten

   die linke Hand kommt hinter dem Rücken hervor und wird nach rechts oben geführt, der Blick begleitet die Hand

4 AAT, BB entspannen, li Fußzehen nach oben, re Fußzehe greift zum Boden

   Oberkörper dreht wieder nach links, re Arm ist oben

Abschluss:
Wenn zum letzten Mal der li Arm nach rechts geführt wird und die li Hand wieder hinter den Rücken geführt wird, dann weiter zur Seite führen, rechten Arm ebenfalls zur Seite, der Blick geht nach links

Dann beide Arme mit Handflächen nach unten auf Schulterhöhe nach vorne führen, auf den Oberschenkel absenken und als Bleistiftfäuste zum Beckenkamm ziehen

1x nach links/ 1x nach rechts bildet einen Durchgang, insgesamt 9 mal wiederholen

Tipp:

- auf Mingmen konzentrieren

- EAT leicht, AAT stärker

- Rücken dreht, Arme folgen

- Bewegung kommt aus dem Rücken, die Peripherie folgt

- Blick ist immer auf die obere Hand gerichtet, er nimmt immer den neuen Arm in Empfang

- beständiges Drehen des Oberkörpers mit quasi „geführt pendelnden" Armen, wie 8er-Schwünge

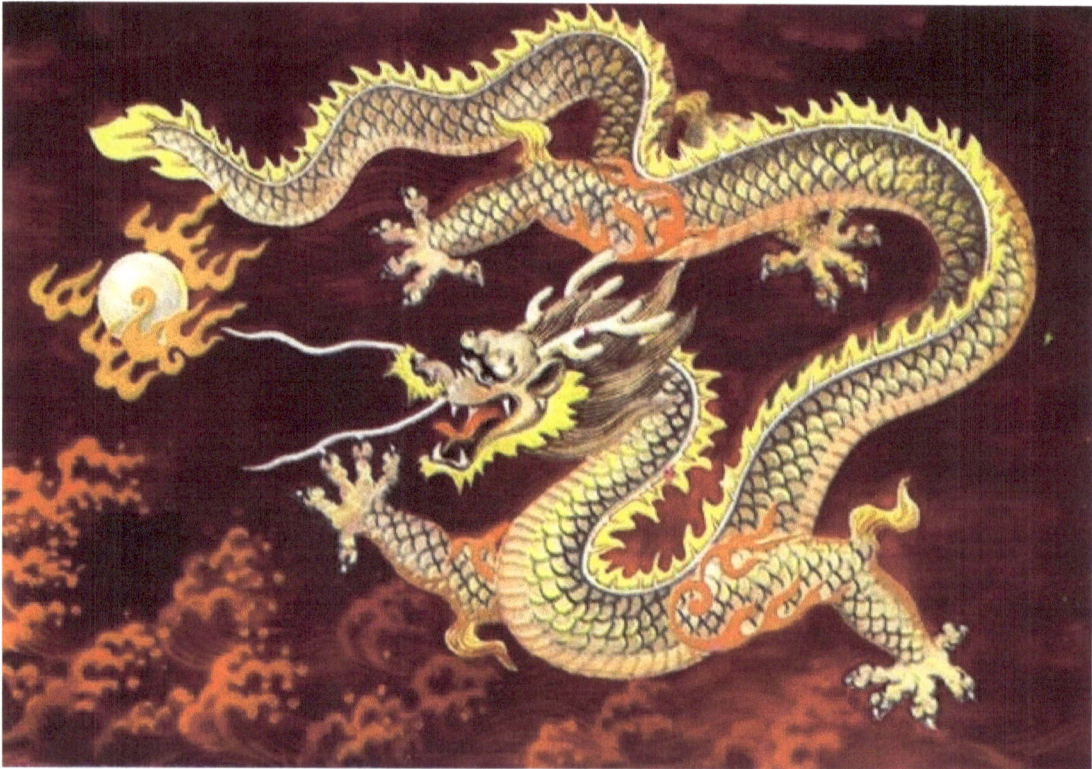

Der Drache spielt mit einer Perle; Quelle: Wikipedia

7. Den Berg mit den Handflächen stemmen

Mit „Berg" ist der Mt. Tai Shan in der Provinz Shandong in der nordchinesischen Tiefebene gemeint.

Er ist einer der 5 größten und heiligen Berge Chinas. Er wird mit Sonnenaufgang, Geburt und Erneuerung in Verbindung gebracht und von den Kaisern Chinas bestiegen, um dort zu beten.

Der Jade Kaiser Gipfel ist 1545m hoch und seit 1987 gehört der Mt. Tai zum UNESCO Weltnaturerbe.

Ausgangsposition:
ShangShang-Fäuste am Beckenkamm

Ausführung:

1   EAT, Beckenboden anspannen

   a Hände lösen

   li Bein anheben, re Hand mit Handfläche nach oben zur Körpermitte führen und bis zur Brust anheben

   b li Bein nach vorne strecken, dabei zeigt die Fußspitze nach oben

   gleichzeitig re Handfläche vom Körper weg und nach oben drehen und Arm beginnen nach oben zu führen

   li Hand drehen und mit Handfläche nach unten stemmen, Fingerspitzen zeigen leicht eingedreht nach vorne

   Blick geht nach links

   c re Hand ist oben, Fingerspitzen schauen nach links, Handrücken ist über Jianliao (Kellerloch der Schulter)

   li Hand presst an der Oberschenkelaußenseite nach unten

   Blick ist links

2   AAT, Beckenboden entspannen

   a entspannen, Bein anbeugen, re Arm über vorne auf Brusthöhe absenken, Handflächen schauen nach links, li Hand entspannen, Blick geht nach vorne

   b re Handflächen nach oben drehen, Faust bilden

   li Hand bildet ebenfalls ShangShang-Fäuste und beginnt zu steigen

   c Fäuste werden in Ausgangsposition zum Beckenkamm zurückgebracht, Bein abstellen

Insgesamt wird die Übung 9x durchgeführt.

Tipp:

- auf Guanyuan und Dantian konzentrieren

- Koordination Oberkörper, Arme, Beine beachten

- Oberkörper bleibt gerade, nicht nach hinten lehnen

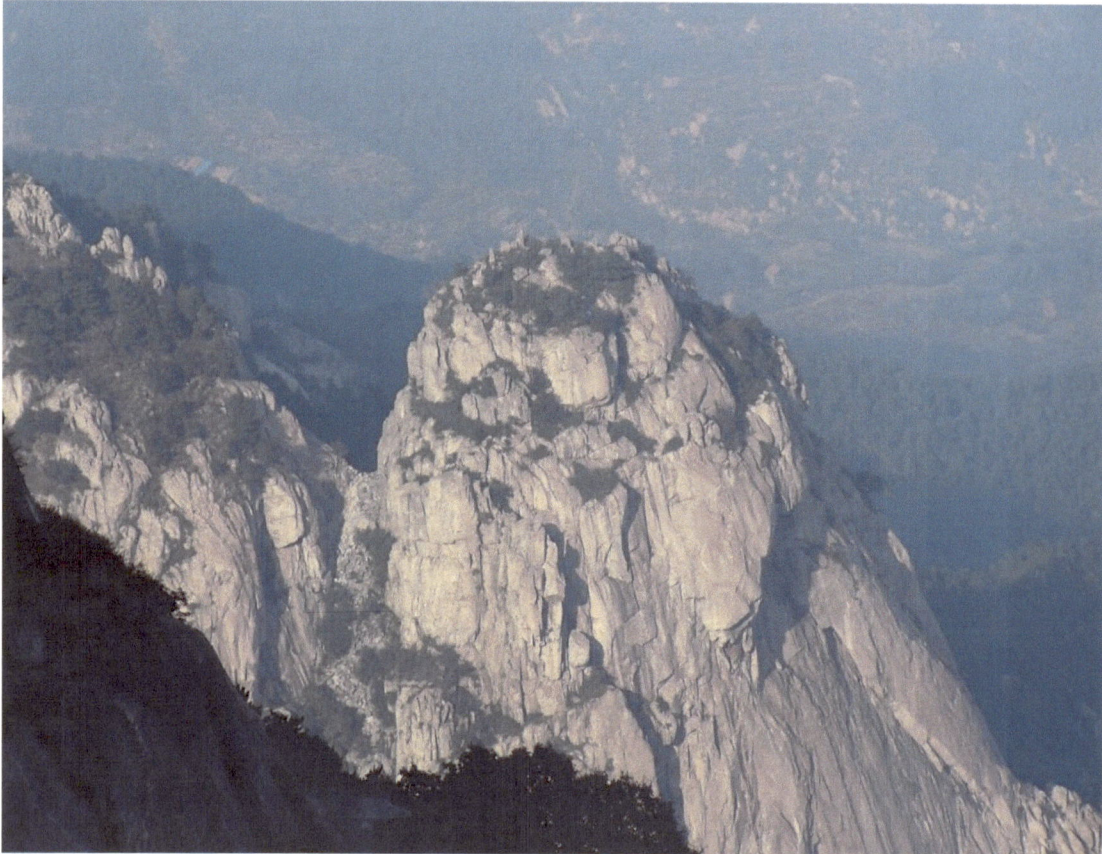

Tai Shan, einer der fünf heiligen Berge des Daoismus; Quelle: Wikipedia

8. Der alte Mann streicht zufrieden seinen Bart

Ein alter Mann streicht sich am Ende seines Lebens rückblickend zufrieden den Bart, Zeichen seines Alters, seiner Würde und seiner Weisheit.

Ausgangsposition:
Hände mit Handflächen nach unten liegen auf dem Oberschenkel

Ausführung:

1 EAT, Beckenboden anspannen, Fußzehen nach oben

kleiner Kreis nach innen mit den Händen auf dem Oberschenkel leitet die Bewegung nach außen ein

Arme mit Handflächen nach hinten oben über die Seite bis zur Schulterhöhe anheben, Blick geht zur Seite

2 AAT, Beckenboden entspannen, Fußzehen greifen zum Boden

Arme entspannen und Handflächen nach vorne drehen

Ellbogen beugen, Arme zusammenführen („Dächle"), dabei in die Handfläche schauen

Hände mit Fingerspitzen nach vorne auf die Oberschenkel ablegen

Die Übung wird 4x mit Blick nach links und 4x mit Blick nach rechts im Wechsel ausgeführt.

Tipp:
- Bewegung ganz langsam ausführen
- ganzen Körper einbeziehen
- Kopf so weit wie möglich drehen
- Arme ebenfalls und leicht nach hinten ziehen

Abschluss:
Hände auf Dantian übereinanderlegen

3x tiefe Bauchatmung
 „xi" einatmen
 „hu" ausatmen

Hände reiben

Gesicht waschen

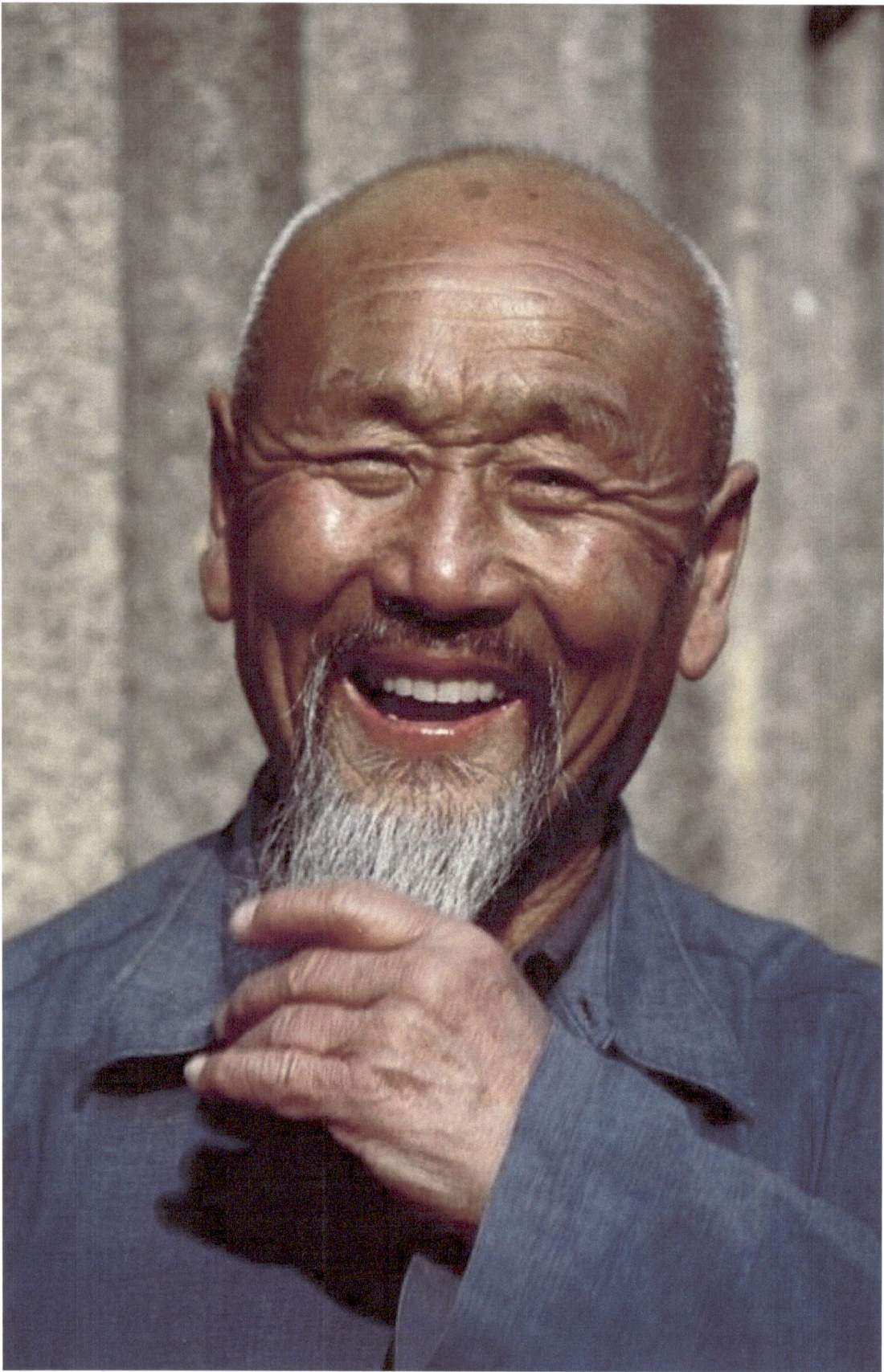

Der alte Mann streicht zufrieden seinen Bart, Quelle: Pinterest

Raum für Ihre Notizen

Raum für Ihre Notizen